BEI GRIN MACHT SICH IHR WISSEN BEZAHLT

AF149837

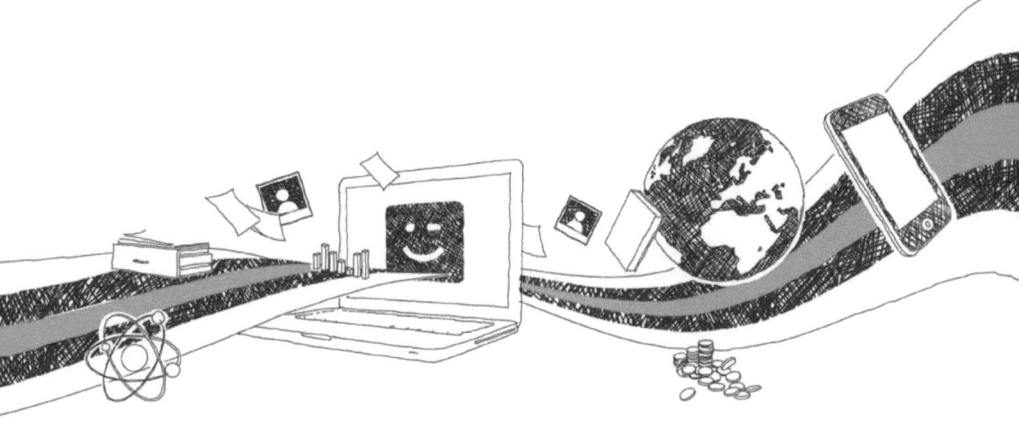

- Wir veröffentlichen Ihre Hausarbeit,
  Bachelor- und Masterarbeit

- Ihr eigenes eBook und Buch -
  weltweit in allen wichtigen Shops

- Verdienen Sie an jedem Verkauf

Jetzt bei www.GRIN.com hochladen und kostenlos publizieren

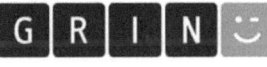

Stefan Hartmann

Gesundheitsförderung im Betrieb Krankenhaus

GRIN Verlag

Bibliografische Information der Deutschen Nationalbibliothek:

Die Deutsche Bibliothek verzeichnet diese Publikation in der Deutschen National-
bibliografie; detaillierte bibliografische Daten sind im Internet über http://dnb.d-
nb.de/ abrufbar.

Impressum:

Copyright © 2005 GRIN Verlag GmbH
Druck und Bindung: Books on Demand GmbH, Norderstedt Germany
ISBN: 978-3-638-65566-8

Dieses Buch bei GRIN:

http://www.grin.com/de/e-book/40755/gesundheitsfoerderung-im-betrieb-kranken-
haus

GRIN - Your knowledge has value

Der GRIN Verlag publiziert seit 1998 wissenschaftliche Arbeiten von Studenten, Hochschullehrern und anderen Akademikern als eBook und gedrucktes Buch. Die Verlagswebsite www.grin.com ist die ideale Plattform zur Veröffentlichung von Hausarbeiten, Abschlussarbeiten, wissenschaftlichen Aufsätzen, Dissertationen und Fachbüchern.

Besuchen Sie uns im Internet:

http://www.grin.com/

http://www.facebook.com/grincom

http://www.twitter.com/grin_com

Inhaltsverzeichnis

Seite

8   Perspektiven   19

9   Schlussbetrachtung   20

10   Literaturverzeichnis   21

Tabellenverzeichnis

Abbildungsverzeichnis

Fußnote

Mit den Begriffen: Pflegepersonal, Pflegende, Mitarbeiter, Patienten sind immer weibliche und männliche

Personen gemeint.

1   Aufbau der Arbeit

„Krankenversicherungsbeiträge steigen", „Pflegeversicherung vor dem Kollaps",

„Sozialversicherungen vor dem Aus". So oder ähnliche Schlagworte begleiten uns

während der letzten Jahre. Die Probleme sind sehr vielschichtig und bedingt durch

den demographischen Wandel, das damit verbundene veränderte

Krankheitspanorama und nicht zuletzt durch ökonomische Zwänge. Für die

Gesundheitspolitik und alle beteiligten Akteure ergeben sich neue

Herausforderungen, zu deren Bewältigung es neuer wissenschaftlicher Grundlagen

und Qualifikationen bedarf. Mit der Einrichtung von Studiengängen, Instituten oder

Fakultäten an unseren Universitäten hat sich mit einiger Verspätung auch in

Deutschland ein neues Fachgebiet etabliert: die Gesundheitswissenschaften. Sie sind

als Äquivalent oder Teilbereich zu dem in den angelsächsischen Ländern bereits

etablierten „Public Health" zu sehen. Die Gesundheitswissenschaften beschäftigen

sich mit gesellschaftlichen Einflüssen auf Gesundheit und Krankheit und mit der

Entwicklung und Gestaltung bedarfsgerechter Versorgungsstrukturen.

Diese Aufgaben und Ziele flankieren und unterstützen die ab den 90iger Jahren in

Deutschland etablierte Pflegewissenschaft. Die Gründe für die Notwendigkeit einer

Akademisierung der Pflege sind vielschichtig und finden ihre Ursache in veränderten

Rahmenbedingungen.

- Mangel an hochqualifiziertem Personal
- Pflegewissenschaft und damit auch Pflegeforschung führt zu einer höheren
  Effektivität
- Verändertes Krankheitsspektrum (Überalterung, Chronifizierung,
  Multimorbidität,, Zunahme psychischer und dementieller Erkrankungen)
  macht neue Konzepte erforderlich
- Veränderung der Anforderungen durch Fortschritt in Medizin und Technik

Pflege muss sich heute vielfältigen und umfassenden Aufgaben stellen:

- Prävention	- Rehabilitation	- Begleitung
- Gesundheitsförderung	- Palliation	- Beratung
- Häusliche Pflege	- Pflege in Krisensituationen	
- Vernetzung der Angebote		

Eine rein krankheitsorientierte Pflege ist diesen Aufgaben nicht gewachsen.

Insbesondere Gesundheitsförderung und Prävention müssen verstärkt und sehr

viel wirksamer als bisher betrieben werden. In der vorliegenden Arbeit liegt der

Fokus auf der Gesundheitsförderung und hier speziell auf der Gesundheitsförderung im Betrieb Krankenhaus. Im zweiten Kapitel wird der Begriff Gesundheit mit verschiedenen Definitionen als alles umspannender Bezugspunkt dargestellt. Im dritten Kapitel wird die Abgrenzung zur Prävention und die Konzepte der Gesundheitsförderung beschrieben um dann im vierten und fünften Kapitel auf die Ebenen und Methoden der Gesundheitsförderung einzugehen. Betriebliches Gesundheitsmanagement, spezielle Belastungsfaktoren im Pflegeberuf und gesundheitsfördernde Maßnahmen im Krankenhaus werden in Kapitel sechs und sieben dargestellt.

In Kapitel acht folgen Perspektiven bevor eine eigene Stellungnahme den Abschluss im neunten Kapitel der Hausarbeit bildet.

2   Gesundheit

2.1   Definition von Gesundheit

Der Autor möchte mit einigen Aussagen und Definitionen den Begriff „Gesundheit" näher bringen, liegen doch auch darin die Ausgangspunkte für die Entwicklung der Gesundheitsförderung, auf die in den nachfolgenden Kapiteln eingegangen wird.

Eine allgemein gültige, anerkannte wissenschaftliche Definition von Gesundheit gibt es nicht. In einer Aussage, nachzulesen in der Verfassung der Weltgesundheitsorganisation (WHO) von 1946, wird Gesundheit beschrieben *als ein Zustand vollkommenen körperlichen, geistigen und sozialen Wohlbefindens und nicht allein als das Fehlen von Krankheit und Gebrechen.*

Die WHO will mit dieser Definition Gesundheit aus den engen Bezügen des medizinischen Versorgungssystems lösen. Sie verweist auf das enorme Ansteigen der Kosten für die medizinische Versorgung in allen Industrieländern und plädiert dafür, die Gesundheitspotentiale der Bevölkerung zu stärken, statt immer stärker in die „Bekämpfung" von Krankheiten zu investieren.

HURRELMANN nimmt diese Aussage auf und schreibt: „Gesundheit bezeichnet den Zustand des objektiven und subjektiven Befindens einer Person, der gegeben ist, wenn diese Person sich in den physischen, psychischen und sozialen Bereichen ihrer Entwicklung in Einklang mit den Möglichkeiten und Zielvorstellungen und den jeweils gegebenen äußeren Lebensbedingungen befindet (...)." (HURRELMANN 2000, S. 8)

Gesundheit ist nach diesem Verständnis ein Gleichgewichtsstadium, das zu jedem lebensgeschichtlichen Zeitpunkt neu hergestellt werden muss.

Die vielfältigen Möglichkeiten, Gesundheit zu definieren und zu charakterisieren, kommen auch in den verschiedenen Konzepten und Modellvorstellungen von Gesundheit zum Ausdruck. Diese lassen sich danach unterteilen, ob es sich um *Laienkonzepte (auch „subjektive Konzepte")* oder um *wissenschaftliche Konzepte* handelt. Eines der bekanntesten wissenschaftlichen Konzepte, das salutogenetische Modell von ANTONOVSKY, wird nachfolgend dargestellt.

2.2   Die Salutogenese von Antonovsky

Der amerikanisch-israelische Medizinsoziologe ANTONOVSKY (1923-1994) hat unter dem Begriff *Salutogenese* einen Kontrapunkt zum Risikofaktorenkonzept gesetzt und damit einen theoretischen Hintergrund für Ansätze zur Förderung von Gesundheit entwickelt. Dieses Salutogenese-Modell, das erste Modell, dem ein positiv formulierter Gesundheitsbegriff zugrunde liegt, hat sich als einflussreichstes Konzept im deutschsprachigen Raum durchgesetzt.

Die Medizin mit ihrer pathogenetisch-kurativen Grundhaltung und der Frage-stellung, warum Menschen krank werden, dominiert alle Arbeits- und Wissenschaftsbereiche, die sich mit Krankheit und Gesundheit des Menschen auseinandersetzen. Homöostase als Normalzustand des Menschen und Krankheit als Abweichung von der Norm spiegeln die Grundhaltung aus dem traditionellen Paradigma der Medizin wieder. Dieser Haltung setzt ANTONOVSKY sein salutogenetisches Paradigma entgegen, basierend auf der Annahme einer der menschlichen Existenz innewohnenden Heterostase und Konflikthaftigkeit, in der Ungleichgewicht und Leid Normalität sind.

In seinem Modell beschreibt er das *„Gesundheits-Krankheits-Kontinuum"* mit den Polen *Gesundheit/körperliches Wohlbefinden* auf der einen Seite und *Krankheit/ körperliches Missempfinden* auf der anderen. Eine exakte Trennung zwischen den Zuständen Gesundheit und Krankheit gibt es nicht, sondern eine grundsätzliche Gleichzeitigkeit von gesunden und kranken Anteilen, deren Verhältnis zueinander variiert. Die jeweilige Verortung im Gesundheits-Krankheits-Kontinuum hängt von einer Vielzahl sowohl belastender Faktoren (potentielle, psychosoziale, physische und biochemische Stressoren) als auch entlastender Faktoren (körperliche, psychische, materielle, soziale, kulturelle und makrostrukturelle Widerstandsressourcen) ab. (siehe Abb. 1)

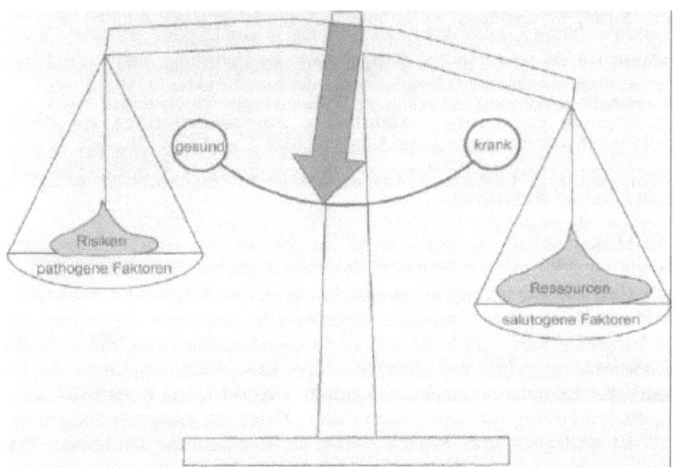

Abb. 1:Das Waage-Modell des Gesundheitszustands nach ANTONOVSKY (WALLER 2001 S. 23)

Als zentrale Widerstandsressource entwirft er das Konzept des „Kohärenzsinns" *(sense of coherence = SOC)*. Darin sieht ANTONOVSKY jene Eigenschaft, die dafür verantwortlich ist, dass Personen trotz negativer Einflüsse gesund bleiben. Er sieht darin eine globale Orientierung, ein allgemeines Gefühl der Zuversicht, dass die interne Welt vorhersagbar ist und sich mit großer Wahrscheinlichkeit positiv entwickelt. Drei Komponenten des Kohärenzgefühls beschreibt er zusammenfassend:

1. dass die Anforderungen aus der inneren oder äußeren Erfahrungswelt im Verlauf des Lebens strukturiert, vorhersagbar und erklärbar sind.

   → comprehensibility (Vertrauen in die Verständlichkeit eines Ereignisses)

2. dass die Ressourcen verfügbar sind, die nötig sind, um den Anforderungen gerecht zu werden

   → managementability (Vertrauen in die Bewältigbarkeit der Anforderungen durch ein Ereignis)

3. dass diese Anforderungen Herausforderungen sind, die Investitionen und Engagement verdienen

   → meaningfulness (emotionale Bedeutung eines Ereignisses)

(vgl. ANTONOVSKY 1997, S. 12)

Direkte Auswirkungen des Kohärenzsinns auf das Immunsystem werden vermutet. Auf Grund der Orientierung am Thema Gesundheit ist das Modell für Fragen der Gesundheitsförderung von besonderer Bedeutung.

3   Das Konzept der Gesundheitsförderung

3.1   Gesundheitsförderung - Begriffsbestimmung und Abgrenzung zur Prävention

„Gesundheitsförderung bezeichnet alle vorbeugenden Aktivitäten und Maßnahmen, die die gesundheitsrelevanten Lebensbedingungen und Lebensweisen von Menschen zu beeinflussen suchen. Dabei sind sowohl medizinische als auch hygienische, psychiatrische, kulturelle, soziale, ökonomische und ökologische Ansätze angesprochen. Die Adressaten sind alle Gruppen der Bevölkerung, vor allem die Gesunden. Ziel ist die Bewahrung von Gesundheit, die Verbesserung und Steigerung von Gesundheitspotentialen. In diesem Sinne schließt Gesundheits- förderung Prävention mit ein (...). (HURRELMANN/LAASER 1998, S. 395)

Gesundheitsförderung und Prävention lassen sich als zwei grundlegend verschiedene gesundheitswissenschaftliche Strategien darstellen. Die *Prävention* trägt zur Gesunderhaltung bei, indem sie auf die Vermeidung bzw. Minimierung von Risiken für Gesundheit abzielt, während *Gesundheitsförderung* dieses Ziel durch die Erhaltung und Stärkung der Ressourcen für Gesundheit erreichen will.

BADURA greift diese Unterschiede auf und schreibt unter anderem:

„(...) Gesundheitsförderung zielt darauf, allen Menschen ein höheres Maß an Selbstbestimmung über ihre Gesundheit zu ermöglichen und sie damit zur Stärkung ihrer Gesundheit zu ermöglichen." (OTTAWA-CHARTA 1986, (siehe Kap.3.2))

Der Akzent liegt hier auf der Förderung positiver Gesundheit, also auf einer salutogenetischen Problemstellung, im Unterschied zur pathogenetischen der Präventionsforschung. (vgl. BADURA 1992, S.44)

Viele Stimmen widersprechen einer so eindeutigen Trennung zwischen Gesundheitsförderung und Prävention. ANDERSON schreibt in seinem im Auftrag der WHO erarbeiteten Überblick über Gesundheitsförderung: „Es gibt keine scharfe theoretische und noch weniger praktische Abgrenzung zwischen Krankheits-verhütung und Gesundheitsförderung. Allgemein bestehen Überschneidungen zwischen Aktivitäten, die auf Versorgung/ Heilung/ Vorsorge/ Förderung/ Lebensqualität ausgerichtet sind (...)." (ANDERSON 1984, S. 79)

HURRELMANN weist ebenfalls darauf hin, die Unterschiede zwischen Prävention und Gesundheitsförderung nicht zuzuspitzen, sondern auf eine Integration hinzuarbeiten, die alle beteiligten wissenschaftlichen Disziplinen und Gesundheitsprofessionen verbindet. Noack hat diese Bemühungen auf folgende

Formel gebracht: „Krankheitsrisiken abbauen und Gesundheitsressourcen aufbauen".
(NOACK 1994, S. 36) (siehe Abb. 2)

Konkret bedeutet dies:

- Der Ansatzpunkt von präventiven Strategien liegt im Abbau von Krankheitsrisiken
- Der Ansatzpunkt der Gesundheitsförderung liegt im Aufbau von Gesundheitspotentialen

Das Verhältnis von Gesundheitsförderung und Krankheitsprävention

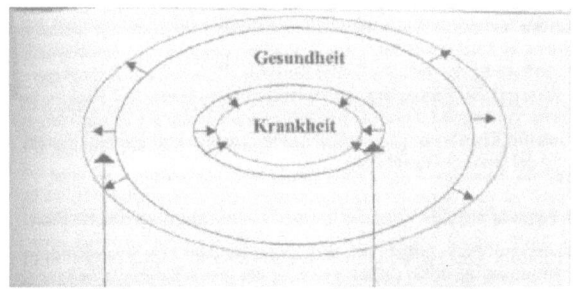

Gesundheitsförderung:

Gesundheitsgewinn durch Verbesserung
der Bedingungen für Gesundheit

Krankheitsprävention:

Gesundheitsgewinn durch Zurückdrängung von
Risikofaktoren für Krankheit

Abb.2: (PELIKAN und HALBMAYER 1999, S. 15)

3.2   Die Ottawa-Charta

Gesundheitsförderung braucht Utopien und Gesundheitsförderung hat tatsächlich auch den Ruf selbst eine Utopie zu sein. Als solche wird die Ottawa-Charta z.B. als „realistische Utopie" (HUBER,1993), „machbare Utopie" (DOORDUIJIN, 1995) oder gar als „eine visionäre Utopie mit pragmatischer Orientierung" (MILZ,1996), diskutiert. Gesundheit oder Gesundsein als Zustand reicht als Leitvorstellung für Gesundheitsförderung nicht aus, denn ist Gesundheit vorhanden taucht sie in das Selbstverständliche ab. Gesundheitsförderung kann im Alltagsleben nur wirksam werden wenn sie herausragende Zielorientierungen findet. Eine solche Orientierung stellt die von der WHO konzipierte Ottawa-Charta dar. Im November 1986 verabschiedeten 212 TeilnehmerInnen aus 38 Ländern die Resolution als *„Ottawa Charter for Health Promotion"*, die den Gipfel aller Bemühungen aus vielen Vorläufer-Dokumenten darstellt. Im Mittelpunkt steht die Frage, wie und mit welchen Mitteln das Gesundheitspotential von Menschen durch strukturelle und politische Initiativen und durch persönliche Unterstützung gefördert werden kann.

Gesundheitsförderung wird darin als ein Prozess beschrieben, der allen Menschen ein höheres Maß an Selbstbestimmung über die eigene Gesundheit ermöglichen soll. Betont wird dabei ausdrücklich, dass Gesundheitsförderung eine gesundheitsgerechte Gestaltung der sozialen und natürlichen Umwelt zum Ziel hat und zugleich jedem Menschen die notwendigen Kompetenzen vermitteln möchte seine persönliche Gesundheit zu verbessern. Gesundheit wird als eine von mehreren Voraussetzungen für eine optimale Lebensqualität gewertet. Die Verankerung der Gesundheitsförderung soll über institutionelle Grenzen hinaus angelegt sein und das Ziel ist eine gleichberechtigte und konstruktive Arbeitsteilung und Zusammenarbeit auf mehreren Ebenen und über mehrere Berufsgruppen hinweg. (vgl. HURRELMANN/LAASER 2003, S. 396).

Die Ottawa-Charta benennt drei Handlungsqualifikationen:

- Interessen vertreten
- Befähigen und Ermöglichen
- Vermitteln und Vernetzen

und fünf Handlungsstrategien:

- Gesundheitsförderung auf der personalen Ebene, (siehe Kap. 4.1)
- Gesundheitsförderung auf der Verhaltensebene, (siehe Kap. 4.2)
- Gesundheitsförderung auf der Verhältnisebene, (siehe Kap. 4.3)
- Entwicklung gesundheitsfördernder Gesamtpolitik,
- Neuorientierung der Gesundheitsdienste

(vgl. WHO 1986)

4   Ebenen der Gesundheitsförderung

4.1   Personale Ebene

Durch Information, gesundheitsbezogene Bildung, Verbesserung sozialer Kompetenzen und Aneignung von Bewältigungsstrategien sollen die Menschen dazu befähigt werden, mehr Einfluss auf ihre Lebenswelt und auf ihre Gesundheit auszuüben und persönliche Kompetenzen entwickeln. Die Unterstützung dieses „lebenslangen" Lernprozesses ist nicht nur eine Aufgabe von Institutionen des Gesundheitssektors. Auch die anderen Gesellschaftsbereiche sollen dazu beitragen, die Abhängigkeitsstruktur von Patientenrollen aufzubrechen.
(vgl. SACHER, 1997,S. 58)

4.2   Verhaltensebene

Hier sollen gesundheitsbezogene Gemeinschaftsaktivitäten unterstützt werden.
Selbstbestimmung und Bürgerbeteiligung sind zentrale Bestimmungsstücke von
Gesundheitsförderung. Diese sollen auf der Ebene von Nachbarschaft, Gemeinde,
Selbsthilfegruppen usw. realisiert werden. Gefordert sind Engagement und
Einflussnahme von Bürgerseite, um Strukturen zu schaffen und tragfähige
Vernetzungen herzustellen. Auf der professionellen Seite wird das „Empowerment"-
Konzept, d.h., die Befähigung und Stärkung von Menschen zur
gesundheitsfördernden Gestaltung ihrer Lebensbedingungen, zum zentralen
Handlungsziel. (vgl. SACHER, 1997, S. 58)

4.3   Verhältnisebene

Diese Forderung bezieht sich auf die physische und soziale Umwelt des Menschen
und bezieht sich somit auch auf die Gestaltung gesundheitsförderlicher Lebens- und
Versorgungsbedingungen. Angesprochen wird hier die Art und Weise wie
Gesellschaften Arbeitsbedingungen, Freizeit und generell Lebensmöglichkeiten
organisieren, so dass diese gesundheitsfördernd und nicht krankmachend sind.
Angestrebt wird eine systemisch-ökologische Perspektive auf Gesundheit, wobei die
Bedingungen in komplexen, jedoch veränderbaren Makrozusammenhängen
angesiedelt werden. (vgl. SACHER 1997, S. 57)

5   Methoden der Gesundheitsförderung

5.1   Gesundheitsaufklärung und Gesundheitsberatung

Gesundheitsaufklärung und Gesundheitsberatung haben in der Prävention eine lange
Tradition, sind aber ebenso in der Gesundheitsförderung einsetzbar. Beides sind
Methoden der Informationsvermittlung wobei die Gesundheitsaufklärung über
Massenmedien (Massenkommunikation), die Gesundheitsberatung über ein Gespräch
(Personale Kommunikation) erfolgt. Unterschieden wird dabei zwischen
persönlichen Einzel- und Gruppengesprächen, die durch multimediale
Informationsmaterialien ergänzt werden können. Zu den unpersönlichen Formen der
Informationsvermittlung gehören schriftliches Material wie Merk- und Faltblätter,
Broschüren und Tonträger aller Art, Medien wie Rundfunk, Fernsehen, Computer,
Videotext usw.

5.2   Gesundheitserziehung und Gesundheitsbildung

Gesundheitserziehung ist sehr autoritativ geprägt und hinterlässt oft den Eindruck der Belehrung mit erhobenem Zeigefinger. Sie findet - einfach gesagt - in Einrichtungen

der Erziehung von Kindern und Jugendlichen statt d.h., im Elternhaus, im Kindergarten, in Schulen und außerschulischen pädagogischen Einrichtungen. Gesundheitsbildung setzt auf den partizipativen Ansatz und hat als zentraler Bereich der personenzentrierten Gesundheitsförderung ihren Ausgangspunkt in der Organisation von Lernprozessen, die mit Gesundheit zu tun haben oder die sich auf Gesundheit auswirken.

5.3   Gesundheitstraining und Gesundheitsselbsthilfe

Gesundheitstraining als personenbezogene Maßnahme der Gesundheitsförderung hat auch einen präventiven Effekt. Ziel ist es, den eigenen Körper zu sensibilisieren und ein Vertrauen in die eigenen Sinne zu erlangen. Methodisch bedient sie sich Meditationstechniken (Yoga, autogenes Training, progressive Muskel-entspannung), Selbsterfahrungstechniken (Feldenkrais, Bioenergetik), Massagen (z.B. Akupressur, Reflexzonenmassage) und Atemtechniken.

Gesundheitsselbsthilfe zählt zu den primären und sekundären Netzwerken informeller Gesundheitssysteme. Unter Netzwerken versteht man vor allem soziale Bezugsgruppen wie Familie, Haushalt, Hausgemeinschaft, Nachbarschaft (primäre Netzwerke) sowie Selbsthilfegruppen, Stadtteil- und Bürgerinitiativen, selbstorganisierte Projekte usw. (sekundäre Netzwerke). (vgl. TROJAN/STUMM 1992, S.23)

Ziel ist es, Menschen anzuregen zur freiwilligen, gleichberechtigten und selbstbestimmten Mitarbeit in Selbsthilfegruppen zur gemeinsamen Bewältigung von Krankheiten, psychischen oder sozialen Problemen, von denen sie – entweder selbst oder als Angehörige – betroffen sind. (vgl. DEUTSCHE ARBEITSGEMEINSCHAFT SELBSTHILFEGRUPPEN e.V. 2003)

5.4   Settings-Ansatz in der Gesundheitsförderung

Die WHO wählte zur Umsetzung in den Handlungsbereichen und zur Präzisierung der Gesundheitsförderungsziele den sogenannten Settings–Ansatz, nach dem Grundsatz: „Gesundheitsförderung muss dort ansetzen, wo Menschen leben, lernen, lieben, arbeiten, spielen, konsumieren und Gesundheitsversorgung erhalten". Setting wird demnach nicht als räumliche Bestimmung für Gesundheitsaktivitäten definiert, sondern meint eine soziale Einheit wie z.b. in Städten, Gemeinden, in Kindergärten und Schulen, Betrieben usw. Charakteristisch und von großem Vorteil ist das zeitgleiche Erreichen unterschiedlicher Zielgruppen. (vgl. SACHER 1997, S. 59). Der „Settings–Ansatz" der Gesundheitsförderung wurde seit 1986 in zahlreichen WHO-Projekten umgesetzt: wie Z.B.

- das Gesunde-Städte-Projekt
- das Projekt Gesundheitsfördernde Schule
- das Projekt Gesundheitsförderung im Betrieb
- das Projekt Gesundheitsförderndes Krankenhaus

Aus den anfänglichen europäischen Gesundheitsförderungsinitiativen der WHO haben sich mittlerweile europaübergreifende und weltweite Netzwerke entwickelt.

6   Betriebliches Gesundheitsmanagement

6.1   Definition des betrieblichen Gesundheitsmanagements

Laut BADURA versteht man unter betrieblichem Gesundheitsmanagement „Die Entwicklung integrierter betrieblicher Strukturen und Prozesse, die die gesundheitsförderliche Gestaltung von Arbeit, Organisation und dem Verhalten am Arbeitsplatz zum Ziel haben und den Beschäftigten und dem Unternehmen gleichermaßen zugute kommen." (BADURA et al 1999, S. 15)

Diese Definition entwickelt sich aus dem Verständnis der Grundidee der Ottawa-Charta (siehe Kap.3.2), die eine der wichtigsten Wurzeln der betrieblichen Gesundheitsförderung bildet.

Vision der betrieblichen Gesundheitspolitik ist die „gesunde Organisation". Der Weg dahin ist das betriebliche Gesundheitsmanagement: „das systematische und nachhaltige Bemühen um die gesundheitsförderliche Gestaltung von Strukturen und Prozessen und um die gesundheitsförderliche Befähigung der Beschäftigten." Führung und Mitarbeitervertretung müssen dabei partnerschaftlich zusammenarbeiten. (vgl. HANS-BÖCKLER STIFTUNG 2002)

Effizientes und wirksames betriebliches Gesundheitsmanagement zeichnet sich gegenüber bislang praktizierten Vorgehensweisen betrieblicher Gesundheitsförderung durch einen dreifachen Perspektivenwechsel aus:

- von einem belastungs- und symptombezogenen Ansatz hin zu einer salutogenen, kompetenzfördernden Sichtweise

- von verhaltensbezogenen Maßnahmen hin zu organisationsbezogenen Interventionsstrategien
- von Einzelaktivitäten hin zu einer Systematik und Nachhaltigkeit in der Vorgehensweise

Das bedeutet ein Vorgehen das sich nicht an einzelnen Problemen oder Maßnahmen orientiert, sondern den Aufbau eines betrieblichen Gesundheitsmanagements als lernendes System mit ganz konkreten Voraussetzungen, Kernprozessen und angestrebten Ergebnissen.

6.2 Ziele des betrieblichen Gesundheitsmanagements

Professionell betriebenes Gesundheitsmanagement kann eine nachhaltige Investition in das Sozial- und Humankapital eines Unternehmens beinhalten von dem beide Seiten profitieren: Unternehmen und Beschäftigte.

Vier Ziele stehen dabei im Vordergrund:

- Nutzen stiften, Zukunftsfähigkeit steigern

Motivationsverluste, innere Kündigung, Hilflosigkeit, Ängste, Mobbing und Burnout kosten die Unternehmen Geld und bringen Wettbewerbsnachteile.
Professionelles Gesundheitsmanagement mobilisiert bisher unerschlossene Leistungspotentiale.

- Kosten senken

Fehlzeiten sind ein kostentreibender Faktor. Nach einer aktuellen Studie (BAuA 2002) verursachen Produktionsausfälle aufgrund von Arbeitsunfähigkeit jährlich Kosten in Höhe von ca. 40 Milliarden Euro.
Gesundheitsmanagement zielt auf Kostensenkung durch erhöhte Flexibilität und Leistungsbereitschaft, sinkende Fehlzeiten und Fluktuation sowie gesteigerte Produktivität und Qualität.

- Arbeits- und Gesundheitsschutz neu ausrichten

Die in den Betrieben vorhandenen Möglichkeiten des Gesundheits- und Arbeitsschutzes müssen neu ausgerichtet sowie Entscheider, Führungskräfte und Experten entsprechend qualifiziert werden.

- Gesundheitsmanagement als kontinuierlichen Lernprozess organisieren

Systematisch sollen gesundheitsförderliche Strukturen und Prozesse gestaltet und Gesundheitspotenziale der Beschäftigten gefördert werden (vgl. BADURA et al 1999, S. 15 ff.)

7   Gesundheitsförderung im Betrieb Krankenhaus

Das Projekt Gesundheitsförderndes Krankenhaus basiert auf der Ottawa-Charta,

(siehe Kap. 3.2) und kann als direktes Umsetzungsprojekt der fünften

Handlungsstrategie „Die Gesundheitsdienste neu orientieren" verstanden werden.

Die folgenden Ziele basieren auf den *Homburger Leitlinien zum Deutschen Netz*

Gesundheitsfördernder Krankenhäuser (vgl. GESUNDHEITSAKADEMIE 2001,

S.100 ff.)

Ziele gesundheitsfördernder Krankenhäuser:

- Gesundheitsgewinn

- Patientenorientierung

- Mitarbeiterorientierung

- Partnerschaften und Gemeindeorientierung

- Ökologie

- Wirtschaftlichkeit

Es soll hier vor allem auf das Ziel „Mitarbeiterorientierung" eingegangen werden.

Laut den Zielsetzungen aus den erwähnten Homburger Leitlinien bedeutet

Mitarbeiterorientierung nicht nur die Blickweise auf den Gesundheitsgewinn der

Patienten, sondern auch die Gesundheit und das Wohlbefinden der Mitarbeiter.

Gesundheitsfördernde Krankenhäuser kümmern sich um ausreichende Informiertheit

ihrer Mitarbeiter, ihre Befähigung und Ermächtigung zu selbstbestimmtem Handeln,

um die Optimierung der Kommunikation und Kooperation der verschiedenen

Professionen im Krankenhaus, die Unterstützung und Selbstbestimmung von Teams

und Gruppen innerhalb des Krankenhauses sowie um die direkte

Gesundheitsfürsorge der Mitarbeiter. Die hohe und zunehmende psychische und

physische Belastung der Mitarbeiter wirkt sich unmittelbar auf die Qualität der

Patientenbehandlung aus. Dementsprechend steigt die Bedeutung der

Gesunderhaltung und Gesundheitsfürsorge für die Mitarbeiter.

Die Personal und Organisationsentwicklung soll den spezifischen Anforderungen,

die sich aus den Anforderungen aus den Dienstleistungen an kranken, leidenden und

sterbenden Menschen ergeben, Rechnung tragen. Deshalb müssen auch die

Konsequenzen beachtet werden, die sich aus der Zunahme älterer Patienten mit

Multimorbidität und erhöhtem Pflegeaufwand für die Mitarbeiter ergeben

Zweifellos können patientenorientierte Strategien nur erreicht werden wenn die Umsetzung von personalorientierten Strategien angegangen wird.

7.1 Spezielle Belastungen im Pflegeberuf

Der Autor geht hier auf die Situation der Pflegenden ein, die im Gesundheitsbereich und speziell in den Krankenhäusern die größte Berufsgruppe bilden. Viele der hier genannten Belastungen und auch Maßnahmen lassen sich jedoch auch auf den ärztlichen Bereich übertragen.

Will man die Arbeitsbedingungen in der Pflege untersuchen, dann ist es sinnvoll zwei Kernaussagen voranzustellen, in denen sich der Pflegeberuf als - wie zu Anfang gesagt - zahlenmäßig größtem im Krankenhaus von allen anderen Krankenhaus-berufen unterscheidet:

- Krankenpflege muss im Krankenhaus an 24 Stunden am Tag und an 7 Tagen in der Woche geleistet werden
- Pflegende müssen all das tun, was andere nicht tun oder tun wollen

Mit diesen Besonderheiten haben auch die Arbeitsbedingungen viel zu tun.

In der Literatur werden viele Belastungsbereiche und ihre Auswirkungen untersucht und beschrieben. Hier eine zur klaren Darstellung einzeln beschriebene Auswahl: (vgl. WEIDNER 1995,S. 142 ff.)

1. Körperliche Belastungen und Auswirkungen

   Die häufigsten Gesundheitsbeschwerden von Pflegenden sind:

   - Rücken- und Nackenschmerzen

   - Kreislaufstörungen

   - Migräne

   - Hautausschlag

   - Gynäkologische Beschwerden

   Ausgelöst vor allem durch häufiges Stehen, Gehen, Bücken, schweres Heben und Tragen, sowie Infektionsgefahren und Kontakt mit toxischen oder allergieauslösenden Stoffen oder Strahlenexposition.

2. Psychische Belastungen und Auswirkungen

   Diese Belastungen werden durch seelische Beanspruchungen, die häufig wechselnden Anforderungen, eine unzureichende Konfliktbewältigung, sowie Rollen- und Verhaltensunsicherheiten ausgelöst. Es zeigt sich ein direkter Zusammenhang zwischen den bestehenden Arbeitsstrukturen und der beruflichen Identität, wobei speziell die Beziehungen zu der Berufgruppe der

Mediziner auf der einen und der Patienten auf der anderen Seite eine Rolle spielt. „Für das Pflegepersonal drückt sich dieser Umstand vorrangig im wahrgenommenen Zeitmangel für Patienten, Mangel an Personal und im Dienst zu ungünstigen Zeiten aus." (WEIDNER 1995, S. 143). Weitere organisatorische und institutionelle Belastungsfaktoren:

- Über- und Unterforderung

- mangelnde Qualifikation von Führungskräften

- die Rolle des Individuums in einer Organisation

- Beziehungen am Arbeitsplatz

- Organisationsstruktur und Organisationsklima

- Patienten

All dies kann zu den Symptomen

- emotionale Erschöpfung

- Depersonalisierung

- reduzierte persönliche Leistungsfähigkeit

führen.

3.   Soziale Belastungen und Auswirkungen

Nach wie vor ist die Krankenpflege ein Frauenberuf, bzw. ist der Frauenanteil sehr hoch. Durch zahlreiche Untersuchungen bestätigt klagen Frauen in Pflegeberufen, die neben ihrer beruflichen Pflegetätigkeit eine Familie zu versorgen haben, über stärkere gesundheitliche Beschwerden als alleinstehende Pflegende. Schichtdienst, Wochenenddienst und zahlreiche Überstunden grenzen das Familienleben und familiäre Beziehungen stark ein. Des weiteren wird die Teilnahme an regelmäßig stattfindenden Freizeitaktivitäten eingeschränkt oder verhindert. (vgl. HARTMANN 2000, S. 67 f.)

7.2   Gesundheitsfördernde Maßnahmen in Krankenhäusern

In den folgenden Abschnitten werden Möglichkeiten der Gestaltung von gesundheitsfördernden Maßnahmen aufgezeigt. Zwei Maßnahmen, die Einrichtung von Gesundheitszirkeln und die Supervision, werden gesondert aufgeführt. In vielen Befragungen von Pflegenden werden folgende Maßnahmen als wichtig für eine erfolgreiche Gesundheitsförderung im Krankenhaus gesehen:

- eine umfassende Weitergabe von Informationen

- Verbesserung der Kommunikation

- Schaffung von Handlungsspielräumen bei der Arbeitsplatzgestaltung durch Vorgesetzte

- Unterstützung und Wertschätzung durch Vorgesetzte nicht nur bei allgemeiner Fragestellung, sondern auch bei eventuellem Fehlverhalten

7.2.1 Verhaltensorientierte Maßnahmen

Die verhaltensorientierten Maßnahmen (siehe Tab. 1) stellen die Beschäftigten ins Zentrum des Interesses und zielen auf eine Veränderung im individuellen Umgang mit Belastungen und Ressourcen.

Tab. 1 Verhaltensorientierte Maßnahmen

Kategorien	Maßnahmen
1. Umgang mit „Drogen"	Alkohol, Rauchen, Tabletten, Ernährung u. illegale Drogen, Suchpräventionsprogramme
2. Aufklärungs- und Informations- Aktionen	Antiraucher-Kampagnen und Gesundheitsinformationen
3. Herz- und Kreislauf-Aktionen	Untersuchungen und Tests zu: Blutdruck, Cholesterinspiegel, Übergewicht usw.
4. Weiterbildung mit Gesundheitsförderung	Erweiterung von Fach- und Führungskursen um Inhalte der Gesundheitsförderung
5. Soziale Kompetenz	Führungsschulung, Konfliktseminare, Persönlichkeitsbildung
6. Umgang mit Stress	Kurse zur Entspannung, Autogenes Training, Zeitmanagement
7. Bewegungsangebote	Check-ups, Einführung von Kurzpausen, Anleitung zum Strechtching, Rückenschule
8. Freizeitangebote	Stammtisch, Sportgruppe, Theatergruppe, Betriebsausflüge, externe Kursangebote

7.2.2   Verhältnisorientierte Maßnahmen

Die verhältnisorientierten Maßnahmen (siehe Tab. 2) beschreiben betriebliche Veränderungen und die damit verbundenen Belastungen und Ressourcen der bestehenden Organisationen.

Tab. 2 Verhältnisorientierte Maßnahmen

Kategorien	Maßnahmen
1. Organisationsgestaltung	Äußere Rahmenbedingungen wie das Existieren von Gesundheitszirkeln, Gesundheitskommissionen und baulichen Maßnahmen zur Gesundheitsförderung
2. Ernährungsangebote	Angebote in Kantinen und Verpflegungsautomaten
3. Arbeitsergonomie	Hebe- und Tragehilfen, Rückengerechte Arbeitsplätze (z.B. Bildschirm), Arbeitsmittel usw.
4. Arbeitszeitgestaltung	Gleitende Arbeitszeit, Breitbandmodelle und Schichtplangestaltung
5. Laufbahnberatung	Informationen und Beratung über die beruflichen Möglichkeiten im Betrieb
6. Lohngestaltung	Beteiligung der Gesundheitskosten über den Lohn der Mitarbeitenden
7. Formen der Zusammenarbeit	Selbstkontrolle und Entscheidungsspielraum in der Arbeit
8. Arbeitsgestaltung	Job-enrichement, Job-enlargement, Job-rotation und aufgabenorientierte Maßnahmen

7.2.3 Gesundheitszirkel

Vorbild für die Gesundheitszirkel waren die Qualitätszirkel. Diese wurzeln zum
einem im Bemühen japanischer Ingenieure, Arbeitsabläufe und
Mitarbeitermotivation zu erhöhen, kamen aber auch aus der Arbeiterschaft selbst.
„Die Qualitätszirkel nahmen 1962 ihren Anfang(...). Die Zirkel wurden von
Arbeitern auf freiwilliger Basis ins Leben gerufen, mit dem Ziel, der eigenen Arbeit
mehr Sinn und Bedeutung zu verleihen." (IMAI.1992, S. 134)
Gesundheitszirkel sind ein geeigneter Weg zur Wiederbelebung verschütteter
Kommunikation zwischen den Berufsgruppen und über die ausgeprägte Hierarchie
des Krankenhausalltages hinweg. Gesundheitszirkel sind eine Art von Gruppenarbeit
und „bottom-up" der Willensbildung und Entscheidungsfindung.
Ihr Fokus liegt auf Arbeitsabläufen. Die Beschäftigten werden zu Experten für die
für die Qualität bzw. Gesundheitsförderlichkeit ihrer Arbeitsbedingungen.
Ziel ist nicht nur ein Beitrag zur Reduzierung von Belastungen. Gesundheitszirkel
tragen auch bei zur Identifizierung, Förderung und Entwicklung von
gesundheitsförderlichen Potentialen wie z.B. einer Verbesserung des
Teamzusammenhalts, einer Stärkung der sozialen Unterstützung am Arbeitsplatz, zur
Erhöhung der Transparenz u. a. m.

7.2.4 Supervision

Auf der personalen Seite spielen Angebote der Supervision eine große Rolle.
Supervision bietet die Möglichkeit möglichst frühzeitig emotionale Belastungen, die
sich aus dem beruflichen Alltag ergeben, abzubauen, Konflikte zu bearbeiten,
Lösungsmöglichkeiten zu eröffnen sowie alternative Handlungsmöglichkeiten zu
ermöglichen. (vgl. SCHUMACHER 1996, S .91)
Für Vorgesetzte, die an einer Teamsupervision nicht teilnehmen wollen oder können,
besteht die Möglichkeit des „coaching", also des regelmäßigen Gesprächs mit einem
Fachmann unter vier Augen über berufsbezogene Anforderungen und Belastungen.
(vgl. SCHUMACHER 1996, S. 91)

8.   Perspektiven

1991 fasste die WHO ihre Vorstellungen zur Rolle der Krankenhäuser im Rahmen
der Gesundheitsförderung in „The Budapest Declaration on Health Promoting
Hospitals" zusammen. Ausgehend von verschiedenen Modellprojekten wird von der
WHO-Euro ein internationales Netzwerk von „Health Promoting Hospitals"

unterstützt. Zwanzig Krankenhäuser sind von der WHO inzwischen als „Pilot Hospitals" anerkannt, fünf davon in der Bundesrepublik Deutschland. In Deutschland wurde im November 1995 ein deutsches Netzwerk gegründet, im Februar 1996 fand die „Chiemsee-Konferenz" der elf deutschen Gründungskrankenhäuser statt. Die patientenorientierten Maßnahmen und Angebote überwiegen zwar in diesen Häusern. Gleichzeitig ist über die letzten fünf Jahre hinweg eine stärkere Hinwendung zu Themen und Ansätzen erkennbar, die auf eine stärkere Mitarbeiterbeteiligung abzielen, die Mitarbeiter selbst als Zielgruppe von Gesundheitsförderung wählen und/oder explizit einen Zusammenhang zur Personal- und Organisationsentwicklung formulieren. (vgl. BADURA 2001, S. 23)

In den letzten Jahren sind Krankenhäuser und ihre Trägerorganisationen in ökonomischer wie in fachlicher Hinsicht zunehmend und in einer Weise unter Druck geraten, die für dieses soziale System neuartig ist. Als Reaktion auf diese Rahmenbedingungen sind vielerorts Rechtsform- und/oder Trägerwechsel zu beobachten. Deutlich seltener werden in diesem Zusammenhang bislang jedoch die Qualität der Organisationsstrukturen und der Ablaufprozesse sowie die damit korrespondierende Arbeitssituation der Beschäftigten und deren Wohlbefinden reflektiert. Es bleibt abzuwarten, ob die Krankenhausleitungen kurzfristig den betriebswirtschaftlichen Vorgaben gehorchen und nur durch Stellenkürzungen die Verluste kompensieren oder darauf setzen, weiter durch gesundheitsfördernde Maßnahmen für Mitarbeiter die Qualität der Dienstleistung - die Behandlung von Patienten - zu verbessern.

9.   Schlussbetrachtung

In der vorliegenden Hausarbeit wurde versucht, die wichtige Rolle der Gesundheitsförderung im Betrieb Krankenhaus über die Entwicklung der Gesundheitsförderung aus den positiv utopischen Leitsätzen der Ottawa-Charta der WHO und den Anstößen die sich daraus ergeben, aufzuzeigen. In der Vergangenheit gab es immer wieder Untersuchungen, Studien und Umfragen, die zu dem Ergebnis kamen, das System Krankenhaus „krankt". Die Institution Krankenhaus, zumeist ausschließlich als Ort der Behandlung und Rehabilitation von Krankheiten angesehen, soll Aufgaben der Prävention und der Gesundheitsförderung übernehmen. Im Bereich der Pflege stößt dies seit der eigenständigen Entwicklung der

Pflegewissenschaft auf großes Interesse und wird geplant und methodisch mit Inhalt versehen.

Die Situation der Pflegenden in den Krankenhäusern Deutschlands hat sich jedoch eher verschlechtert. Der ökonomische Druck, entstanden aus ständigen Budgetkürzungen und strukturellen Veränderungen durch die Gesundheitsreform, schlägt sich in Stellenkürzungen, vor allem im Pflegebereich, nieder. Die in den vorherigen Kapiteln aufgeführten Belastungsfaktoren steigen, während die Aufgaben komplexer werden und von immer weniger Personal durchgeführt werden sollen.

Dazu ändert sich an den zum Teil archaischen Arbeitsorganisationen und starren Hierarchie- und Organisationsstrukturen in den Krankenhäusern kaum etwas. Meines Erachtens wird auch das Wort „Pflegenotstand" bald wieder zum Vokabular im Klinikalltag gehören.

Eine Pressemeldung des „Deutschen Instituts für angewandte Pflegeforschung" vom Juli 2002 warnt vor einer angespannten Pflegepersonalsituation in Deutschland. Die Studie „Pflege-Thermometer 2002", eine bundesweite Befragung von Pflegedienstleitungen und Geschäftsführungen, kommt – unter anderem – zu dem Ergebnis, dass über 12000 Stellen in der Pflege aus betriebswirtschaftlichen Gründen nicht besetzt sind und sich trotzdem ein zunehmender Mangel an Pflegefachkräften auf dem Arbeitsmarkt abzeichnet. Die Arbeitssituation hat sich nach Aussage der Studie verschlechtert, was sich anhand der bekannten Belastungsindikatoren nachweisen lässt. Sowohl die Zahl der Überstunden als auch die Zahl der Krankheitsfälle und Kuranträge stieg deutlich an.

Es fällt schwer, aufgrund dieser Fakten optimistisch zu bleiben, kann doch der Autor selbst nach über 10-jähriger Tätigkeit an einem Haus der Maximalversorgung keine grundsätzliche Hinwendung zu einer mitarbeiterorientierten Gesundheitsförderung erkennen. Trotzdem soll eine gewisse Aufbruchstimmung nicht totgeredet werden. Nach Ansicht des Verfassers kann mit der Etablierung der Pflegewissenschaften und einer damit verbundenen Stärkung des Berufsstandes der Pflege sowie der Hinwendung zu den Themen Prävention und Gesundheitsförderung ein gewisser Druck aufgebaut werden. Dies kann dazu führen die Verantwortlichen noch stärker für dieses Thema zu sensibilisieren und umfassende Reformen im Betrieb Krankenhaus einzuleiten.

Literaturverzeichnis

AMANN, G/WIPPLINGER, R. (1998): „Gesundheitsförderung, ein multidimensionales Tätigkeitsfeld", Tübingen: Dgvt-Verlag

ANDERSON, R. (1984): „Gesundheitsförderung: Ein Überblick. Europäische Monographien zur Forschung in Gesundheitserziehung Band 6, S. 1-40

BENGEL, J./Strittmatter, R. /Willmann, H. (2001): „Was erhält Menschen gesund? - Antonovskys Modell der Salutogenese – Diskussionsstand und Stellenwert" Forschung und Praxis der Gesundheitsförderung Band 6, im Auftrag der Bundeszentrale für gesundheitliche Aufklärung (Hrsg.)

BADURA, B. (1992): „Gesundheitsförderung und Prävention aus soziologischer Sicht", in Paulus, P. (Hrsg.), Prävention und Gesundheitsförderung, Perspektiven für die psychosoziale Praxis (S. 43-52), Köln: GWG

BADURA, B. u. a. (1993): "System Krankenhaus – Arbeit, Technik und Patienten- orientierung", Weinheim: Juventa-Verlag

BARTHOLOMEYZCZIK, S. (1993), „Arbeitssituation und Arbeitsbelastung beim Pflegepersonal im Krankenhaus. In Badura (1993), System Krankenhaus, (S.83-99), Weinheim: Juventa-Verlag

BRANDENBURG, H./DORSCHNER, S. (2003): „Pflegewissenschaft 1 – Lehr- Arbeitsbuch zur Pflegewissenschaft", Bern: Hans Huber Verlag

BRIESKORN-ZINKE, M. (2004): „Gesundheitsförderung in der Pflege – Ein Lehr- und Lernbuch zur Gesundheit", Stuttgart: Kohlhammer - Verlag

BRIESKORN-ZINKE, M. (2001): „Die Rolle der Pflege in Public Health und Gesundheitsförderung in Deutschland", Die Schwester/Der Pfleger Jhg. 12/2001 S. 996-1001

BUNDESMINISTERIUM FÜR GESUNDHEIT UND SOZIALE SICHERUNG

www.bmgs.bund.de/gesetze

BUNDESMINISTERIUM FÜR GESUNDHEIT UND SOZIALE SICHERUNG

(2003), Krankenpflegegesetz vom 16. Juli 2003, Bonn: Bundesgesetzblatt

DEUTSCHE ARBEITSGEMEINSCHAFT SELBSTHILFEGRUPPEN e. V.

www.dag-selbsthilfegruppen.de

DEUTSCHES INSTITUT FÜR ANGEWANDTE PFLEGEFORSCHUNG e. V.

(Hrsg.), (2002): „Pressemitteilung" (17. Juli 2002), www.dip-home.de

DOORDUIJN, A. (1995): „Gesundheitsförderung – vom alltäglichen Umgang mit
der Utopie", Frankfurt a. M.: Verlag für akademische Schriften

FICHTEN, W. (1998): „Gesundheitsförderung in der Krankenpflege". In: Pflege
und Gesellschaft, 3 Jhg., Nr. 3, S.15-21

GESUNDHEITSAKADEMIE e. V. (Hrsg.) (2001): „Gesundheit gemeinsam
gestalten – Allianz für Gesundheitsförderung, Frankfurt a. M.

HARTMANN, S. A. L./TRAUE, H. C. (11996): „Gesundheitsförderung und
Krankheitsprävention im betrieblichen Umfeld", Ulm: Universitätsverlag

HURRELMANN, K./LAASER, U. (1998): „Handbuch Gesundheitswissenschaften",
Neuauflage, Weinheim und München: Juventa-Verlag

HURRELMANN, K. (2003): „Gesundheitssoziologie – eine Einführung in sozial-
wissenschaftliche Theorien von Krankheitsprävention und
Gesundheitsförderung", Weinheim und München: Juventa-Verlag

KUHLMEY, A. u. a.. (2002): „Pflegewissenschaft 2" Studienbrief 11, „Profession
Pflege: Professionalisierung der Pflege", Studienbrief der Hamburger Fern-
Hochschule

MILZ, H. (1996): „Die Gesundheit fördern – Trotz oder mit einer lebensbedrohenden Krankheit? Die Ottawa-Charta als Herausforderung. In TROSCHKE et al: „Die Bedeutung der Ottawa-Charta für die Entwicklung einer New Public Health (S. 86-103), Freiburg: Koordinierungsstelle Gesundheits-wissenschaften an der Abt. für Med. Soziologie der UNI Freiburg

NOACK, H./ROSENBROCK, R. (1994): „Stand und Zukunft der Berufspraxis im Bereich Public Health." In: SCHAEFFER, D. u. a. (Hrsg.): Public Health und Pflege (1994), S.129-158

PELIKAN, J. u. a. (Hrsg.) (1993): „Gesundheitsförderung durch Organisations-entwicklung. Konzepte, Strategien und Projekte für Betriebe, Krankenhäuser und Schulen." Weinheim und München: Juventa-Verlag

SACHER, A. (1996): „Gesundheits- und Pflegewissenschaften zwischen Vision und Wirklichkeit", (S. 32-37) Frankfurt a. M.: Mabuse.

TROJAN, A./B. STUMM (Hrsg.) (1992): „Gesundheit fördern statt kontrollieren. Eine Absage an den Mustermenschen", Frankfurt a. M. : Fischer-V.

WALLER, H. (2000): „Gesundheitswissenschaft", Studienbrief 1, „Einführung und Gesundheitskonzepte im Überblick", Studienbrief der Hamburger Fern-Hochschule

WALLER, H. (2001): „Gesundheitswissenschaft", Studienbrief 6, „Handlungs-methoden (1) – Gesundheitsförderung", Studienbrief der Hamburger Fern-Hochschule

WHO (1986): „Ottawa-Charta zur Gesundheitsförderung", deutsche Fassung im Internet, www.uni-ulm.de